CONOSCERE E RIMUOVERE LE VERRUCHE

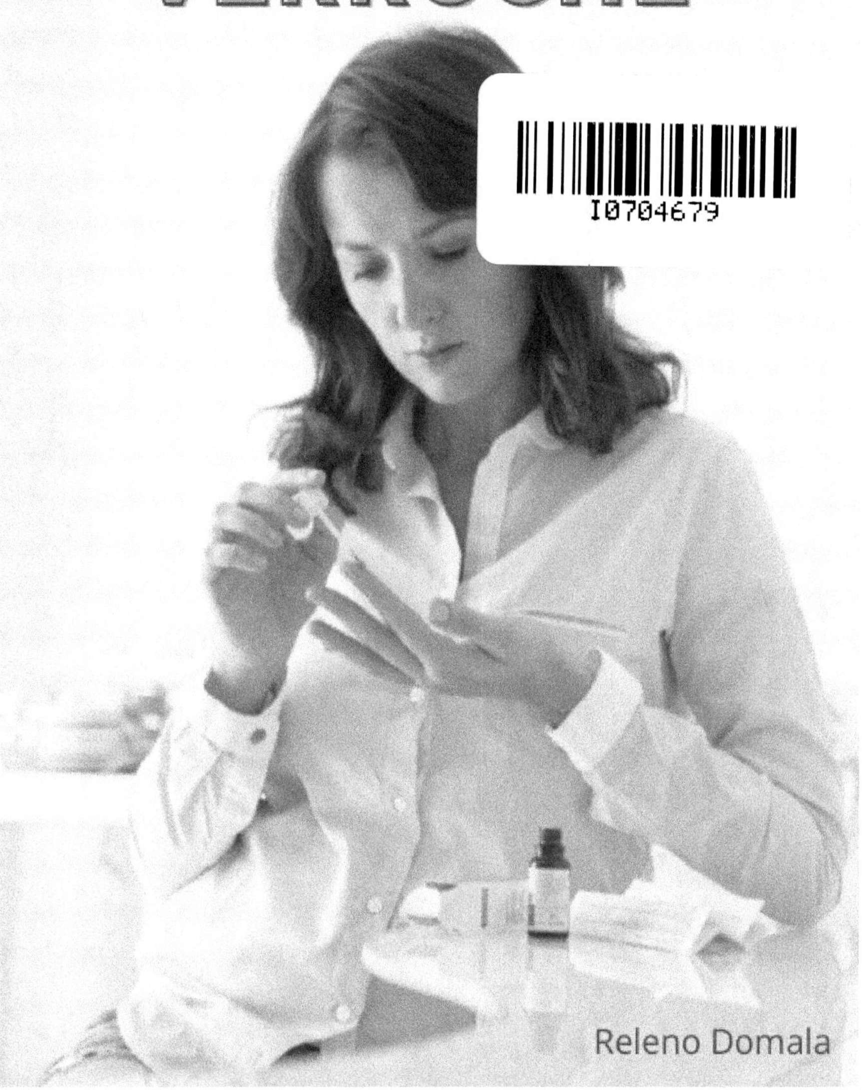

Releno Domala

Releno Domala

CONOSCERE E RIMUOVERE LE VERRUCHE

UUID: 8761be54-4043-4a4f-8471-1417f88dcd89

Questo libro è stato realizzato con StreetLib Write

https://writeapp.io

Indice dei contenuti

-
-
-
-
-
-

DISCLAIMER

Questo documento è finalizzato a fornire informazioni esatte e affidabili per quanto riguarda l'argomento e la questione trattata. La pubblicazione è venduta con l'idea che l'editore non è tenuto a rendere servizi contabili, ufficialmente autorizzati o altrimenti qualificati. Se è necessaria una consulenza, legale o professionale, dovrebbe essere richiesto ad un individuo esperto nella professione.

Le informazioni qui fornite sono dichiarate veritiere e coerenti, in quanto qualsiasi responsabilità, in termini di disattenzione o altro, da qualsiasi uso o abuso di qualsiasi politica, processo o direzione contenuti all'interno è la solitaria e totale responsabilità del lettore destinatario.

In nessuna circostanza alcuna responsabilità legale o colpa sarà tenuta contro l'editore per qualsiasi riparazione, danni o perdite monetarie dovute alle informazioni qui contenute, direttamente o indirettamente.

Le informazioni qui contenute sono offerte esclusivamente a scopo informativo, e sono universali come tali. la presentazione delle informazioni è senza contratto o qualsiasi tipo di assicurazione di garanzia.

I marchi utilizzati sono senza alcun consenso, e la pubblicazione del marchio è senza permesso o sostegno da parte del proprietario del marchio. Tutti i marchi e le marche all'interno di questo libro sono solo a scopo chiarificatore e sono di proprietà dei proprietari stessi, non affiliati con questo documento.

Queste informazioni non sono presentate da un medico e hanno uno scopo esclusivamente educativo e informativo. Il contenuto non intende sostituire la consulenza, la diagnosi o il trattamento di un medico professionista. Rivolgiti sempre al tuo medico o a un altro operatore sanitario qualificato per qualsiasi domanda relativa a una condizione medica. Non ignorare mai il parere di un medico professionista né ritardare la sua richiesta a causa di qualcosa che hai letto o sentito.

INTRODUZIONE

Questo è un esame delle verruche. Non si tratta di verruche di tipo umano, ma di verruche più fisiche. Si concentra sulle verruche causate dal Papilloma Virus Umano (HPV). Questo studio presenta anche un punto di interesse più specifico. Non prende in esame tutti i diversi tipi o sottotipi di verruche. Anche se gli esseri umani possono soffrire di diverse varietà di queste infezioni, non è questo il punto focale di questo libro. Ciò comporterebbe un impegno maggiore di quello che questo lavoro è attualmente in grado di affrontare.

C'è un accenno alle verruche sessuali. Si tratta di una questione di differenziazione tra le varie specie di verruche virali. Si riconosce che l'HPV è la causa di diversi tipi di verruche. Tuttavia, l'articolo che viene preso in considerazione in questo particolare libro è quello delle verruche non cancerose che si trovano sul corpo umano. Si tratta dei noduli e delle protuberanze più comuni e generalmente indolori che chiamiamo semplicemente verruche.

Le verruche sono senza dubbio un problema comune. Si tratta di un'infezione virale che può colpire sia maschi che femmine a qualsiasi età. Tuttavia, le verruche hanno un gruppo di destinatari ben preciso. Sono particolarmente diffuse tra i bambini e i giovani adolescenti.

La maggior parte delle verruche non sono di per sé dannose, ma sono degli inestetismi su una superficie cutanea altrimenti impeccabile. Le verruche possono causare imbarazzo. Un bambino vivace può sentirsi escluso e diventare chiuso in se stesso. Un bambino timido diventerà ancora più timido.

Se hai delle verruche su braccia e gambe, puoi aiutarle a coprirle. Questo potrebbe non essere pratico o comodo durante la stagione calda e in alcune occasioni. Nuotare, ad esempio, potrebbe diventare una prova. Inoltre, nascondersi sotto strati di vestiti è una soluzione a breve termine. Inoltre, è applicabile solo alle verruche che spuntano su alcune parti del corpo.

Ci sono zone in cui aiutare a coprirsi non è un'opzione valida. Le verruche sul viso rappresentano un problema serio. Sebbene non siano generalmente dannose, possono indurre le persone a evitare i contatti interpersonali. Non vogliono uscire. Le persone possono diventare introverse e nascondersi, evitando gli affari pubblici.

Le verruche spuntano anche sui piedi. In questo caso, il risultato può essere molto doloroso. Chi ne è affetto non ride mai delle verruche plantari. A volte rendono la camminata straziante, se non addirittura impossibile. Secondo diverse descrizioni, è come camminare costantemente con un sasso nella scarpa.

Quindi, in modi diversi, la presenza di diversi tipi di verruche può influire sulla vita quotidiana di una persona. La presenza di verruche può diventare un fattore importante nella vita di un individuo. Questo vale per l'individuo, indipendentemente dal suo sesso o dalla sua età. Adulto o bambino, uomo o donna, le verruche possono essere dolorose a diversi livelli.

L'impatto non è favorito dalla natura imprevedibile del virus. Le verruche possono scomparire e riapparire. Non esiste una cura conosciuta che garantisca la loro assenza per sempre. Esistono tuttavia dei trattamenti. Questi si dividono in trattamenti professionali e applicazioni di ricette mediche, farmaci da banco e rimedi casalinghi. Qualunque sia il metodo preferito, i risultati possono variare. Puoi rimuovere una verruca temporaneamente. Potresti eliminare la verruca. È persino possibile che non si verifichino recidive. Tuttavia, anche in questo caso, la verruca può persistere, indipendentemente da ciò che fai per rimuoverla. Dipende dal tipo di verruca, dall'ospite e dal trattamento.

Le pagine che seguono hanno lo scopo di aiutarti a risolvere il problema delle verruche in diversi modi. Ti aiuterà a chiarire cos'è una verruca. In particolare, verranno illustrati i vari tipi di verruche. Questa tipologia specifica ti aiuterà a capire che tipo di verruca hai. Scoprendo che tipo di verruca hai, potrai comprendere meglio l'approccio migliore da adottare per alleviare o addirittura risolvere il tuo problema.

Questo lavoro ha anche lo scopo di aiutarti a conoscere altri aspetti di questo virus. Non è mai abbastanza sapere cosa si ha. È necessario avere maggiori informazioni su cosa si ha e perché. Le sezioni di questo libro ti forniranno informazioni su altri due fattori per affrontare con successo le verruche. Si tratta delle cause e del trattamento.

Questo libro analizza i fattori causali delle verruche. Noterà che i rospi non provocano le verruche, né le rane o altre creature. Tuttavia, mostra come sia possibile contrarre verruche specifiche a causa di alcune condizioni mediche e di pratiche poco igieniche. In questo lavoro verranno quindi brevemente illustrati alcuni modi per ridurre al minimo il rischio. Nei capitoli successivi verranno inoltre esaminate le varie opzioni di trattamento disponibili. Sebbene non sia sempre possibile evitare le verruche, potresti essere in grado di ridurre il rischio seguendo alcune procedure.

Leggendo questo libro, scoprirai i vari approcci che puoi adottare per eliminare le verruche. In questo lavoro verranno presi in considerazione sia quelli prescritti dal medico che le alternative. Prenderà in considerazione i rimedi da banco e quelli casalinghi. In questo modo, spera di fornirti le informazioni necessarie per affrontare le verruche in modo sensato. Ti fornirà tutto ciò che devi sapere per rimuovere quella brutta verruca.

INFORMAZIONI DI BASE SULLE VERRUCHE

Le verruche sono un problema comune a persone di tutte le età. Questo capitolo esamina le cause e la presenza delle verruche. Vengono inoltre analizzati i fattori ambientali e umani coinvolti. Si esamina anche il modo in cui tu e/o tuo figlio potete contrarre le verruche.

CAUSE

Le verruche sono il risultato di un virus del DNA. L'agente di questa infezione virale è il Papilloma Virus Umano, circolare, a doppio filamento e superavvolto, comunemente chiamato HPV. Non si tratta di una sostanza rara. Anzi, è molto comune. Esistono infatti più di 100 tipi diversi di HPV attualmente identificati in questa famiglia di virus.

Come accade per le grandi famiglie umane, pur essendo imparentati tra loro, ognuno di essi ha una propria natura distinta. Ogni tipo o sottotipo infetta una determinata parte del corpo e produce un tipo specifico di verruca. Alcune verruche crescono sulle vie respiratorie, altre infettano i genitali. Sebbene la grande famiglia degli HPV causi sia le verruche papillomorfe respiratorie che quelle genitali o veneree, questo non riguarda tutti i membri.

Le verruche più comunemente riconosciute non sono di questa natura. Non compromettono la salute dell'ospite. La maggior parte di queste verruche sono quelle presenti sulla superficie del corpo. In genere non sono né cancerose né dannose. Infatti, il tipo specifico di HPV responsabile della verruca media sul viso, sul dito, sul piede o sulla gamba non è canceroso e comune. Le pagine di questo capitolo non tratteranno delle verruche cancerose. Non esaminerà le caratteristiche o il trattamento delle verruche genitali o cancerose. L'attenzione si concentra sulle verruche comunemente presenti sul corpo. Sono le verruche percepite come inestetismi. Sono le verruche che vuoi rimuovere perché influenzano il tuo aspetto o interferiscono con la tua immagine.

PRESENZA

Le verruche HPV di tipo comune possono crescere su tutte le parti del corpo. Sono limitate dalla loro natura, non dalle dimensioni del tuo corpo o dal colore della tua pelle. Le verruche si trovano sullo strato superiore della pelle. (L'unica eccezione a questa regola è la verruca plantare). In generale, il loro modello di crescita varia a seconda del tipo.

All'interno di questa specifica varietà di verruca, esistono diverse specie o sottotipi. Possono essere raggruppate come Verruche. Questa famiglia comprende la verruca comune, la verruca piatta, la verruca filiforme, la verruca digitata, la verruca plantare, la verruca subungueale e la verruca periungueale. Ogni membro ha le proprie caratteristiche. Queste riguardano il colore, le dimensioni, la forma, la preferenza per la parte del corpo e la difficoltà di rimozione. Queste caratteristiche possono influire o meno sul regime e sul tipo di trattamento necessario per rimuovere la verruca.

Ad eccezione delle verruche plantari, i segni della presenza di una verruca sono evidenti. Si trova sulla superficie della pelle. Solo le verruche plantari, di cui si parlerà nel capitolo successivo, scavano sotto la superficie. Una verruca plantare può rivelare poco della sua esistenza esterna. Si trova in profondità nella pelle spessa della pianta del piede (Plantar). La forza e il movimento della camminata fanno sì che la verruca venga spinta ancora più in profondità nella pelle. Questo non accade con gli altri tipi di verruche. La verruca plantare, inoltre, non cresce in nessun altro luogo se non nel piede. Le altre verruche hanno la loro posizione preferita e il loro modello di crescita.

Le verruche comuni, le verruche piane e le verruche filiformi si trovano tutte in aree specifiche del corpo. Si trovano su mani, polsi, gambe, braccia, piedi, dita, dita dei piedi e viso. Ogni tipo di verruca ha la sua parte del corpo designata. Tuttavia, tutte si trovano sulla superficie della pelle. Possono essere in rilievo o piatte, ma sono inestetismi evidenti sulla superficie della pelle. Questo li accomuna. Esistono anche altre caratteristiche simili.

A complicare ulteriormente la situazione ci sono i diversi modelli di crescita della verruca. Potresti trovarti con un'unica escrescenza. Potresti anche essere l'ospite di 100 verruche. Le verruche possono crescere a grappolo. Le verruche potrebbero anche essere sparse in modo sporadico in un'area specifica. È vero che alcune verruche sono più predisposte a crescere in gruppo, ma questo non significa che lo faranno. Le verruche sono davvero imprevedibili.

FATTORI AMBIENTALI E UMANI

Le verruche preferiscono crescere in luoghi caldi. Prediligono gli ambienti umidi. Questo include luoghi come piccoli tagli o graffi. Sono più comuni su dita, mani e piedi. Alcune, in particolare le verruche piatte, si nascondono nella barba. Questo è il risultato delle abrasioni sul viso causate dai rasoi. Lo stesso tipo di verruche può comparire sulle gambe e sulle ascelle delle donne. Le verruche piatte vi si annidano se la pelle si rompe o si irrita dopo la rasatura. Come la barba, le ascelle fungono da casa umida e confortevole.

Alcuni tipi di adulti possono essere più suscettibili alle verruche. Le persone di mezza età sono più inclini ad avere verruche filiformi o digrignate. Anche gli adulti in sovrappeso sono più a rischio di verruche filiformi. Le trovano che crescono sul viso.

In generale, però, le verruche sono più inclini a comparire su bambini e giovani adulti o adolescenti rispetto alle persone mature. Questo potrebbe essere dovuto allo sviluppo del sistema immunitario. Più probabilmente, è il risultato di abitudini infantili. I bambini hanno un comportamento molto comune. Condividono gli asciugamani e corrono a piedi nudi sul pavimento della doccia. Non pensano minimamente a giocare o a stare in piedi per lunghi periodi di tempo su superfici umide. I bambini dalla giovane età all'adolescenza continuano a praticare sport e palestra a scuola. Partecipano ad attività extrascolastiche in cui presto potrebbero condividere più di un asciugamano bagnato, calzini o scarpe. Sono proprio questi gli ambienti che attirano gli HPV che causano le verruche.

I bambini sono anche più inclini a certe abitudini poco igieniche. Sono più propensi a mangiarsi le unghie. Si mangiano le unghie e si grattano le croste. In questo modo espongono la pelle meno protetta. Di conseguenza, i bambini creano più punti di ingresso per il virus. I bambini e gli adolescenti aumentano anche la possibilità di diffondere ulteriormente il problema. Lo fanno grattando la verruca o le verruche già presenti. Questo fa sì che la verruca abbia una maggiore incidenza di diffusione. Ciò è particolarmente evidente nei casi di verruche facciali. Lo sviluppo dell'infestazione di verruche segue le linee di graffio fatte sul viso.

Anche le condizioni attuali della tua pelle possono influire sulla comparsa delle verruche. Alcune condizioni ti rendono più suscettibile. Tra queste c'è l'eczema atopico. L'eczema atopico è noto anche come dermatite atopica. Colpisce circa 1 bambino su 10 in Italia. L'eczema atopico rende la pelle più sensibile e ricettiva ad altri problemi legati alla pelle. Tra questi ci sono anche le verruche.

Un altro fattore che garantisce la presenza e la proliferazione delle verruche è il sistema immunitario. Dal momento che l'HPV è un'infezione virale, lo stato del tuo sistema immunitario determina alcuni aspetti della sua capacità di infettarti. Se il tuo sistema immunitario è debole, compromesso o non funziona correttamente, sei esposto a questo e ad altri HPV. Che tu sia un bambino o un adulto, puoi contrarre le verruche in questo modo. Alcune persone hanno semplicemente una minore resistenza ai virus HPV.

COME PRENDERE LE VERRUCHE

Non è facile prendere le verruche. Mentre alcuni HPV, come le verruche genitali, si diffondono facilmente, altri non lo fanno. Le verruche si ottengono attraverso il contatto con una superficie infetta. Se una persona ha le verruche, di solito non le si può prendere. Ci sono delle eccezioni. Se ti gratti la verruca e poi ti tocchi il corpo, le probabilità di contrarre le verruche aumentano. Tuttavia, in genere le verruche si prendono dalle superfici contaminate.

Se sei un assiduo frequentatore di docce pubbliche e palestre, potresti avere la possibilità di contrarre le verruche plantari. Esse prosperano in questi ambienti caldi e umidi. Se giri a piedi nudi nelle docce comuni, potresti contrarre le verruche. Se usi l'asciugamano di qualcun altro, potresti tornare a casa con le verruche.

CONCLUSIONE

Le verruche tendono a essere imprevedibili. Le verruche possono crescere come un'entità unica. Potresti averne solo una. Altre volte potresti trovarne 100 sparse o a grappolo. Entrambe le situazioni possono rappresentare un problema. Possono apparire e scomparire rapidamente. D'altra parte, possono essere necessarie settimane o mesi per eliminarle. Pur essendo benigne, possono essere inarrestabili nella loro crescita e diffusione. Infatti, alcune possono continuare a comparire anche mentre tu o il tuo medico le state trattando in modo aggressivo. Anche se solo un medico esperto può identificare una verruca, il prossimo capitolo ti fornirà alcune informazioni sui vari tipi. Ti fornirà le caratteristiche fisiche e altre informazioni utili per identificarle e trattarle.

TIPOLOGIA

Le verruche non sono tutte uguali. Si presentano in varie forme, colori e dimensioni. Si dividono in base al loro tipo specifico. In questo articolo non ci occuperemo delle verruche genitali e di altre forme di verruche dannose, ma parleremo di altri tipi causati dall'HPV. Queste includono la verruca comune, la verruca piatta, la verruca filiforme o digrignata, le verruche plantari, le verruche a mosaico e le verruche periungine. Ogni varietà ha le proprie caratteristiche. Tra queste, il colore e i modelli di crescita. Ogni tipo di verruca può essere più comunemente localizzata su una o più parti del corpo specifiche.

LA VERRUCA COMUNE

La verruca comune è la Verruca vulgaris. Si tratta di una piccola escrescenza ruvida e color carne. La forma è solida. Sono anche ben definite e ben delineate. A volte la verruca viene descritta come grigiastra e a forma di cavolfiore. Una verruca comune può crescere fino a ¼" di larghezza. In genere sono di piccole dimensioni.

Il modello di crescita delle verruche comuni varia. Possono svilupparsi come un'unica unità. Tuttavia, una singola verruca comune può anche diffondersi, diventando più unità. Inoltre, diverse verruche comuni possono unirsi per creare un piccolo gruppo. Questi grappoli possono diventare visibili all'improvviso. Possono anche scomparire in modo rapido e completo.

Le verruche comuni possono comparire su varie parti del corpo. Si trovano sulle dita, sul dorso delle mani, sui piedi, sulle dita dei piedi, sulle ginocchia e sul viso. In generale, però, sono più comuni sulle mani. Questo è particolarmente vero per i bambini. Le verruche comuni si trovano spesso sulle mani dei bambini di età compresa tra i 5 e i 10 anni. Le verruche comuni non sono uno spettacolo piacevole. Possono essere piuttosto brutte. Anche se non sono dannose, esiste un tipo specifico di verruca che è doloroso. Si tratta della verruca plantare.

VERRUCHE PLANTARI

Le verruche plantari sono conosciute con il nome scientifico di Verruca pedis. Questo si riferisce alla loro posizione: sul piede. Pedum, pedi, in latino significa piede. Pur essendo un tipo di verruca comune, le verruche plantari si differenziano per alcuni aspetti dalla verruca media. Questo è dovuto principalmente alla loro posizione, ovvero sulla parte inferiore del piede. Questo influisce sul loro modello di crescita. Inoltre, crea una situazione in cui la verruca è dolorosa.

Le verruche plantari sono grumi di carne solidi e dalla superficie ruvida. Hanno un colore marrone scuro. Hanno un aspetto ruvido e spesso friabile. Le verruche plantari non assomigliano alla verruca comune. Sono addirittura più piatte delle verruche piane. In alcuni casi, le verruche plantari possono essere scambiate per calli. Tuttavia, le verruche plantari possono essere più evidenti quando crescono a grappoli o raggiungono le dimensioni reali.

Questo tipo di verruca comune può apparire come una singola verruca. Può trattarsi di una lesione piccola, solitaria e un po' arrotondata sulla pianta del piede. La lesione è chiaramente contrassegnata da piccoli "semi". Si tratta di piccoli punti neri. Ogni verruca plantare può presentare 1 o 2 di questi puntini neri sulla sua superficie. I punti sono in realtà capillari. Sono coagulati. Questo è il risultato della crescita molto rapida della pelle causata dalla verruca virale.

La verruca plantare può comparire sul piede come un singolo nodulo. Può anche iniziare come una piccola entità. Tuttavia, non è detto che rimanga tale. Le verruche hanno la tendenza a crescere. Questo è particolarmente vero se si trovano nell'ambiente giusto. Se la verruca plantare continua a crescere, può raggiungere una circonferenza di 1 pollice o più.

Una verruca plantare non è sempre solitaria. Può anche comparire e creare un gruppo. Questi vengono spesso definiti "grappoli". Quando le verruche plantari sono raggruppate, il termine spesso usato per descrivere il modello di crescita e il tipo di verruca è mosaico. Queste verruche a mosaico possono aiutare fino a 4 pollici sulla pelle.

Grappolo di verruche plantari a mosaico

A prescindere dalla forma che assumono, le verruche plantari hanno una localizzazione specifica. Possono comparire sulla parte superiore delle dita dei piedi. Quando lo fanno, sono in rilievo e carnose. Tuttavia, questo non è il loro luogo preferito. Le verruche plantari sono più comunemente localizzate sulla pianta del piede. Infatti, sia nei bambini che nei giovani adulti (dai 12 ai 16 anni), le verruche plantari si trovano solitamente sulla pianta e sul tallone del piede. Il risultato è doloroso per il bambino o l'adolescente per diversi motivi.

La pelle del piede è più spessa di quella del viso, delle mani e di altre parti del corpo. Di conseguenza, le verruche plantari sono più resistenti. Sono anche più difficili da trattare. La pelle è almeno 2 volte più spessa. I farmaci topici per la rimozione delle verruche sono in grado di risolvere il problema?

Le verruche della pianta del piede creano un altro problema. Quando cammini, appoggi l'otto sulla pianta del piede. Questa pressione maggiore e intensa influisce sul modello di crescita della verruca. La verruca plantare è costretta a crescere verso l'interno anziché verso l'esterno. Il sistema di sostegno della verruca penetra più in profondità nella pelle spessa. Questo provoca dolore. Inoltre, le verruche plantari sono difficili da trattare.

L'incidenza delle verruche plantari è comune per una serie di motivi. La verruca si sviluppa in ambienti caldi e umidi. Questo descrive perfettamente l'ambiente di molte aree o luoghi di intrattenimento adatti ai bambini. Tra questi ci sono i parchi acquatici e le piscine, ma anche i pavimenti in piastrelle screpolati delle docce pubbliche e gli spazi comuni delle palestre.

VERRUCHE A MOSAICO

Come già detto, verruche a mosaico è un termine applicato a un gruppo o a un gruppo di verruche plantari. Il termine verruche a mosaico può anche essere applicato a un nodo di verruche comuni con caratteristiche simili alle verruche plantari. Questo raggruppamento viene anche chiamato placca.

Le verruche a mosaico sono verruche comuni. Rappresentano un problema più serio rispetto a una singola verruca plantare o a un gruppo di altre verruche comuni. Questo vale soprattutto per le verruche a mosaico situate sulla pianta del piede. Non si tratta solo di un problema di disagio, ma anche di trattamento.

La profondità delle radici delle verruche a mosaico è influenzata dalla diversa superficie. Alcuni membri di questa placca si trovano su livelli più alti rispetto ad altri. Il gruppo ha anche una forma irregolare. La pelle spessa e secca in cui vivono può spesso seccarsi e screpolarsi. Questo lascia la pelle aperta ad altre incursioni infettive.

Ad aggravare il problema è la disposizione delle verruche a mosaico. Le singole verruche sono strettamente impacchettate l'una con l'altra. Questo crea problemi nel distinguere le singole verruche. Nel complesso, le verruche a mosaico sul piede rappresentano una sfida per il trattamento.

VERRUCA PIATTA

Il termine scientifico della verruca piatta è Verruca plana. Si tratta di un tipo di verruca comune. Questa escrescenza viene anche chiamata verruca piana. Inoltre, a causa della sua tendenza a comparire su bambini e giovani adulti, viene anche chiamata "verruca giovanile".

Le caratteristiche distintive di questo tipo di verruca sono le dimensioni e la consistenza. La verruca piatta è piccola. In effetti, può essere descritta come la dimensione di uno spillo. Può variare da 1 a 5 mm. Si tratta di meno di un ¼". Le escrescenze sono lisce e di colore rosa, giallo-marrone o color carne. La superficie della verruca è solitamente leggermente rialzata. I noduli sono caratterizzati da una superficie piatta.

Le verruche piane sono raramente presenti da sole. Tra tutte le verruche, le verruche piane appaiono comunemente in gruppi multipli. Questi possono variare da 20 a 100. Inoltre, tendono a formare uno schema. Questo può essere il risultato di un trauma o, più probabilmente, di un grattamento. Le verruche piane possono essere pruriginose. Di conseguenza, il bambino si gratta la verruca. Questo apre la pelle sensibile all'infezione da HPV. La verruca si espande quindi lungo la linea del graffio.

Il problema del numero si aggiunge a quello della localizzazione. Le verruche piane crescono sul viso, sulle mani e sugli stinchi, sugli avambracci, sulle ginocchia e sul collo. Tra i bambini e gli adolescenti, invece, le verruche piane si localizzano più comunemente sul polso e sul viso. Quest'ultima localizzazione crea due problemi. È all'origine dell'idea errata che le verruche possano essere in realtà un'acne. Inoltre, crea un disagio sociale. Le verruche piane sul viso sono estremamente imbarazzanti per i giovani.

Negli adulti, le verruche piane tendono ad essere presenti sul viso e sulle gambe. Negli adulti maschi si formano in prossimità della barba. Questo è il risultato della rasatura. È qui che la pelle irritata e rotta è più suscettibile a questo specifico tipo di HPV. Per le donne adulte, le gambe sono l'area bersaglio. Questo vale solo per chi si rade. Come nel caso della barba, la pelle si rompe e si irrita. È quindi più facile che si verifichi un'incursione.

Le verruche piane sono innocue ma tendono a essere persistenti. Possono rimanere per diversi anni. Anche il loro numero è un fattore determinante per il trattamento. La loro diffusione e il loro numero rendono più difficile il trattamento.

LA VERRUCA FILIFORME

Le verruche filiformi sono una variante interessante della verruca. A differenza delle verruche plantari, comuni o piane, questo tipo ha una forma allungata. Le verruche filiformi sono sottili. Spesso vengono descritte come simili a dita o a fili. Questo contrasta con la forma a cavolfiore, piatta o rotonda della maggior parte delle verruche.

Come le altre verruche, anche le verruche filiformi hanno una zona del corpo preferita dall'ospite. In genere si trovano sul viso. In particolare si trovano intorno agli occhi e alle palpebre. Sono appese come appendici pelose.

Le verruche filiformi sono spesso presenti sul viso dei bambini. Possono comparire anche sugli adulti. In genere gli adulti che presentano escrescenze filiformi sono di mezza età e/o in sovrappeso. Pur prediligendo il viso, le verruche filiformi possono trovarsi anche sul collo e nelle ascelle. La loro localizzazione può rendere problematica la loro rimozione con metodi topici.

Verruca filiforme sull'occhio

VERRUCHE PERIUNGUEALI

Come molte delle verruche che crescono comunemente sul corpo, le verruche periungueali sono un tipo di Verruca vulgaris. Si tratta di escrescenze spesse e a forma di cavolfiore. Possono essere un tipo di verruca particolarmente dolorosa. Le verruche periungueali si localizzano di solito intorno e anche sotto le unghie. Questo include sia le unghie delle mani che quelle dei piedi. Se la verruca viene definita subungueale, si trova sotto l'unghia. Se il termine utilizzato è periungueale, si trova sulla cuticola.

Le verruche periungueali possono iniziare in modo molto piccolo. Possono essere piccole escrescenze della grandezza di una capocchia di spillo. Possono avere un diametro inferiore al millimetro. Se rimanessero così piccole, ci sarebbero meno problemi. Purtroppo, la verruca cresce e cresce. Man mano che aumenta di dimensioni, cambiano sia il colore che la consistenza.

Nelle fasi iniziali, la verruca periungueale è molto liscia. È anche trasparente. Man mano che aumenta di dimensioni, la verruca diventa ruvida. Cambia colore. Non più traslucida, ora appare di colore marrone sporco o nero. La consistenza è cornea.

La verruca, un tempo inoffensiva e poco appariscente, diventa un problema. Il suo modello di crescita provoca fastidio all'interno, intorno e sotto l'unghia. L'area prude e si irrita. Se la situazione progredisce seriamente, si può arrivare a perdere una cuticola. In questo modo si rischia un aumento delle infezioni cutanee e fungine.

Le verruche periungueali sono più comuni tra i giovani. Sono particolarmente diffuse tra coloro che hanno cattive abitudini in fatto di unghie. Chi si mangia le unghie o le sfoglia è più soggetto a questo tipo di verruca. Queste verruche possono anche essere difficili da trattare. La difficoltà maggiore è la tendenza a recidivare.

CONCLUSIONE

Esistono diversi tipi di verruche. Sono tutte verruche. La verruca comune è la Verruca vulgaris. Tra i tipi più diffusi di questo problema virale ci sono la verruca comune, la verruca piana e le verruche plantari. Le verruche filiformi e periungueali sono altri due tipi di verruche comuni.

Le verruche possono comparire come entità singole. Spesso si presentano in gruppi. Le verruche piane fanno generalmente parte di grandi gruppi. Quando ci sono gruppi o placche di verruche plantari, si parla di verruche a mosaico. Il numero di verruche e la loro formazione influiscono sul trattamento.

È sempre più facile acquisire verruche che eliminarle. Questo vale per tutte le varietà di verruche. Compaiono e scompaiono senza che sembri esserci un motivo. Tuttavia, ci sono alcuni individui più suscettibili alle verruche rispetto ad altri. È un buon motivo per essere prudenti quando si condividono gli asciugamani e si utilizzano strutture sportive e balneari comuni.

Le numerose varianti della verruca richiedono la conoscenza di ogni tipo. In questo modo è possibile identificare il tipo di trattamento più adatto alle proprie esigenze. I prossimi due capitoli prendono in considerazione i diversi tipi di trattamento disponibili. Si va dalle prescrizioni mediche ai farmaci da banco fino ai rimedi casalinghi o alternativi.

TRATTAMENTI PRESCRITTI E DA BANCO PER LE VERRUCHE

Esistono diversi modi per trattare le verruche. Puoi rivolgerti a un medico e sottoporti a un trattamento chirurgico. Puoi curare il problema con farmaci prescritti. Questo comporta una visita dal medico. Una prima visita potrebbe essere comunque necessaria. Potresti non essere consapevole dell'effettiva natura del problema. Potresti aver bisogno di un medico per diagnosticare il tuo problema o quello di tuo figlio. Una volta fatto questo, potrai procedere con il trattamento vero e proprio.

Un medico può trattare il problema delle verruche. Questa potrebbe non essere l'opzione migliore per una serie di motivi. Ricorrere a un medico per rimuovere una verruca è costoso. Il costo di una visita e del trattamento vero e proprio può essere elevato per alcuni individui. Questo è particolarmente vero quando sono necessarie più visite. Nel caso delle verruche, questa è la norma e non l'eccezione.

Le verruche sono persistenti. Appaiono, scompaiono e ricompaiono. Il periodo di questo schema può essere di una settimana, di un mese o addirittura di anni. Le verruche possono persino moltiplicarsi durante un trattamento. Questa variabilità e imprevedibilità, unite al costo del trattamento professionale, spingono a prendere in considerazione un'alternativa, ovvero i farmaci da banco.

Questo approccio per curare o almeno rimuovere le verruche è molto popolare. Un'ampia gamma di farmaci da banco è facilmente reperibile in farmacia. Anche alcune grandi catene o mega store offrono questi prodotti. Sono interessanti per la facilità di accesso. Sono anche interessanti per la loro efficacia e per i costi contenuti.

I farmaci da banco sono inoltre considerati abbastanza affidabili. I produttori di questi prodotti sono anche veloci nell'aggiornarli. Si accontentano di qualsiasi approccio moderno il più presto possibile. Di conseguenza, puoi provare vari tipi di congelamento anche a casa.

Questo capitolo prende in considerazione i diversi tipi di trattamenti disponibili presso il tuo medico o in farmacia. Discuteremo di ogni tipo. Ne fornirà una breve descrizione. Indicherà inoltre il loro utilizzo per la rimozione di specifiche varietà di verruche.

TRATTAMENTO MEDICO O "COME FA UN MEDICO A RIMUOVERE LE VERRUCHE?"

Potrebbe essere necessario rivolgersi a un medico per la rimozione delle verruche. Potrebbe semplicemente confermare che hai delle verruche e di che tipo sono. A seconda dell'estensione, delle dimensioni, del tipo e della posizione delle verruche, potrebbe essere necessario un trattamento specialistico da parte del medico. Ci sono alcuni modi in cui il medico può trattare le verruche. Tra questi c'è la criochirurgia.

CRIOCHIRURGIA

In poche parole, la criochirurgia o crioterapia consiste nel congelamento. Il medico potrebbe decidere che l'unico modo efficace per rimuovere la verruca è questo processo. Si tratta di utilizzare un agente chimico per congelare la verruca. Il prodotto chimico preferito è l'azoto. Questo prodotto viene mantenuto a una temperatura di -195,6 gradi centigradi.

Il medico applica l'azoto in due modi. Può utilizzare un applicatore con la punta di cotone. L'altra possibilità è un'unità di criospruzzatura. In entrambi i casi, l'azoto deve toccare la pelle per un tempo compreso tra i 5 e i 30 secondi. Non è necessaria l'anestesia. Il tocco gelido dell'azoto addormenterà la tua pelle. Tuttavia, il processo sarà un po' fastidioso. Il congelamento del neo è seguito da una sensazione di bruciore quando l'area si scongela.

Con la criochirurgia è necessario più di un trattamento. Idealmente, dovrai recarti dal medico per il congelamento per un totale di 2-4 volte. Il tutto in un periodo che va da 1 a 3 settimane. Se hai delle verruche plantari, puoi aumentare il periodo e il numero di terapie.

Il posizionamento delle verruche plantari sulla spessa pianta del piede aumenta il numero di strati che richiedono il congelamento e la rimozione. Tuttavia, l'azoto liquido è uno dei metodi più efficaci per trattare le verruche plantari. La criochirurgia è consigliata anche per la rimozione di verruche filiformi, verruche piane e verruche comuni.

Nella maggior parte dei casi, il processo di criochirurgia segue un certo schema. La verruca dovrebbe reagire di conseguenza. Dopo 2 settimane di criochirurgia la verruca avrà modificato il suo aspetto. Diventerà bianca. Questo è il risultato del processo. L'azoto avrà creato una vescica tra la verruca specifica e lo strato epidermico della pelle. Il medico può quindi raschiare questo strato pallido per esporre una parte maggiore della verruca. Questo permette al medico di congelare gli strati inferiori e persino la radice. Dopo aver continuato i trattamenti, dovresti notare un miglioramento. Le verruche dovrebbero scomparire o, meglio, cadere o sfaldarsi sotto il raschietto del medico.

Il processo di guarigione dopo la criochirurgia è rapido. Durante la convalescenza, puoi comunque dedicarti a normali attività come il bagno, la doccia e persino il nuoto.

Non tentare la criochirurgia se la tua pelle reagisce male al freddo. Sappi che la criochirurgia può avere alcuni effetti collaterali. Questi includono l'ipopigmentazione. Si tratta di un'eccessiva colorazione della pelle. La pelle diventa più scura del solito. Un'altra possibilità è la formazione di cicatrici visibili.

ELETTRODESSICAZIONE O ELETTROCHIRURGIA

L'elettrodessicazione o elettrochirurgia è una forma di bruciatura. A volte viene anche chiamata elettrocauterizzazione. Il medico brucia la verruca con una sonda elettrica. Il metodo è semplice. Il medico o il dermatologo utilizza una corrente elettrica ad alta frequenza. Distrugge il tessuto grazie al suo calore. Le verruche consigliate per questo metodo di rimozione sono le verruche plantari e le verruche comuni. Se la verruca supera una certa dimensione, è meglio utilizzare un altro metodo.

A differenza della criochirurgia, l'elettrodessicazione richiede l'uso di un anestetico locale. Dopo aver fissato l'area, il medico applica la corrente per 1 o 2 secondi. La corrente scorre verso, dentro e attraverso la verruca. Questo distrugge il tessuto. Il processo dura dalle 2 alle 3 settimane. È paragonabile a quello della crioterapia.

Il metodo dell'elettrodessicazione non è consigliato ai bambini più piccoli. I bambini più grandi e gli adulti sono i candidati migliori. Tra i possibili problemi ci sono le cicatrici. Anche i medici più esperti possono lasciare un piccolo segno sulla pelle. Con l'elettrodessicazione c'è anche la possibilità di sviluppare un'infezione. Inoltre, come per molti interventi chirurgici, non potrai riprendere attività come il nuoto o fare bagni e docce finché la ferita non sarà guarita.

L'elettrodessicazione viene spesso combinata con un altro metodo di rimozione. Questo metodo è chiamato raschiamento o taglio. In termini chirurgici si parla di curretage. Quando vengono utilizzati entrambi, il termine applicato è EDC. L'elettrodessicazione è popolare per un semplice motivo. La percentuale di fallimento di questo metodo di trattamento è minima.

CURRETAGE CHIRURGICO

Il termine "curretage" si riferisce al mezzo di rimozione. Il chirurgo utilizza un curaro o uno strumento tagliente per rimuovere la verruca. Quando si rimuovono le verruche, il curretage chirurgico è raramente utilizzato da solo. Spesso viene combinato con l'elettrochirurgia. Insieme i due metodi tagliano o rimuovono il tessuto. In seguito, entrambi distruggono il tessuto e cauterizzano la ferita. Quando si utilizzano sia il curretage chirurgico che l'elettrodessicazione, si parla di EDC.

PITTURA

Un modo che il tuo dermatologo potrebbe avere per gestire un problema di verruche è la pittura. Questo metodo prevede l'applicazione di una sostanza chimica specifica sulla verruca. La cantaradina è una scelta comune per questo processo. È sicuro e può effettivamente rimuovere la verruca dopo una sola applicazione. Esistono tuttavia altre sostanze chimiche che il dermatologo potrebbe preferire. Tra questi ci sono gli acidi keatolitici come l'acido salicilico e le resine come il podofillio.

La pittura non provoca immediatamente dolore. Il medico applica la sostanza sulla verruca con precisione e attenzione. Poi la aiuta con un bendaggio protettivo. Questo vale sia per la cantaradina che per l'acido salicilico. Di solito vengono entrambi applicati e poi aiutati. Il bendaggio, il tampone o il cerotto devono rimanere al loro posto. Se si tratta di Cantharadin, rimane sulla verruca per circa 24 ore. Se il dermatologo utilizza il podofillio, lascerà la resina in posa per 6 ore. Nel caso di un cerotto all'acido salicilico, rimane per 5-6 giorni. Questo permette alla sostanza chimica di agire senza ostacoli. Inoltre, aiuta a proteggere da eventuali infezioni.

La sostanza funziona in modo semplice. Produce una vescica sotto la verruca. Questo processo può durare dalle 3 alle 8 ore. A questo punto, potresti avvertire qualche forma di disagio o dolore. Con la vescica, la sostanza chimica crea un tessuto morto. Questa parte della verruca viene poi tagliata via.

Il metodo della pittura con cantharadin può avere un successo immediato. In genere, però, potrebbe essere necessario riapplicare il prodotto per 2 o 3 volte. Il periodo di applicazione di un agente keatolitico è molto più lungo. Anche sotto la guida di un dermatologo, la rimozione delle verruche con l'acido salicilico può richiedere settimane o mesi.

La pittura viene spesso utilizzata per rimuovere molte verruche del piede, comprese le verruche plantari. In genere non viene utilizzata per la rimozione delle verruche. Infatti, di solito viene utilizzata solo dopo che la crioterapia e altri metodi comuni non riescono a rimuovere la verruca. Fa eccezione il caso in cui il dermatologo utilizzi l'acido salicilico.

In alcuni casi, il medico può preferire la combinazione di diverse sostanze chimiche. Se, ad esempio, il dermatologo opta per la pittura chimica, può anche utilizzare diverse sostanze in combinazione tra loro. Spesso utilizza l'acido salicilico. In questo caso, si seguono le stesse procedure. C'è una variazione. Il bendaggio viene rimosso dopo solo 2 ore. Nel caso della podofillia, la combinazione può includere aloe e alcol isopropilico IP.

La pittura può essere dolorosa. Anche se non ci sono cicatrici, può essere pruriginoso o doloroso. La pelle è tenera per diversi giorni dopo la procedura. Inoltre, la pittura con la cantaradina ha delle precise limitazioni di applicabilità. Se soffri di diverse forme di problemi circolatori, di diabete o di arteriopatia periferica, non puoi ricorrere alla pittura per rimuovere le verruche. Se la verruca è infiammata, non puoi utilizzare il podofillio. Queste restrizioni non si applicano alla pittura con acido salicilico.

TRATTAMENTO LASER

Il laser è un metodo costoso per rimuovere le verruche comuni e plantari. L'approccio utilizza uno dei due tipi di laser. Si tratta del laser a colorante pulsato e del laser ad anidride carbonica. Entrambi sono dolorosi. Entrambi richiedono l'uso di anestetici.

Tra le due opzioni, il laser a colorante pulsato è meno distruttivo. È anche meno probabile che causi cicatrici. Il laser ad anidride carbonica vaporizza e distrugge sia la pelle che i tessuti. Questo aumenta la possibilità di cicatrici e di ulteriori danni alla pelle. Tuttavia, il laser a CO_2 è molto efficace nella rimozione di verruche ricorrenti di diverse varietà, tra cui verruche comuni, periungueali e plantari.

Le emissioni richieste per la rimozione delle verruche possono variare/ possono essere di 585, 595 o 532 nma. Ci sono ferite aperte da riempire. Dovrai sottoporti al trattamento ogni 3 o 4 settimane. In questo modo si riuscirà a rimuovere tutto il tessuto della verruca.

COAGULATORE A INFRAROSSI

Un'alternativa meno costosa al trattamento laser è il coagulatore a infrarossi. Questa fonte di luce viene applicata in modo simile. Come il laser, però, le sorgenti di luce a infrarossi possono causare cicatrici. Il trattamento è anche doloroso.

INIEZIONI

Le iniezioni sono un altro modo per trattare le verruche. Esistono diversi tipi di iniezioni che il dermatologo può utilizzare. La più comune è l'iniezione di bleomicina. Si tratta di un antibiotico ricavato da un fungo del suolo. Viene utilizzato nei trattamenti contro il cancro, in particolare per il Sarcoma di Kaposi. I medici la utilizzano solo per le verruche che non hanno risposto a nessun altro trattamento.

Al paziente viene somministrata una forma diluita del farmaco. È disponibile solo dietro prescrizione medica. Non usarlo in caso di gravidanza o allattamento. Se hai delle verruche sulle dita delle mani o dei piedi, non puoi utilizzare questo metodo. Gli effetti collaterali in molti casi sono molto dolorosi.

L'iniezione di bleomicina è di per sé dolorosa. Gli effetti collaterali possono essere anche lancinanti. Includono gonfiore localizzato, croste sanguinanti e possibile anemia. Il farmaco può sopprimere la produzione di midollo osseo. Se lo usi sulle dita delle mani o dei piedi, può verificarsi la necrosi digitale o la perdita delle unghie. Tuttavia, i trattamenti a base di bleomicina hanno un'alta percentuale di guarigione per le verruche comuni e plantari.

IMMUNOTERAPIA

L'immunoterapia è un altro modo estremo per trattare le verruche persistenti. La sua applicazione si basa sull'utilizzo di varie sostanze per diminuire la sensibilità dell'individuo alla causa del problema. Il dermatologo fornirà, attraverso iniezioni o altri metodi, un dosaggio crescente della sostanza.

Si tratta di un sistema di attivazione. Un estratto purificato del virus della verruca viene iniettato nella pelle. Il trattamento prosegue settimanalmente per 30 settimane. In seguito, potrai ricevere l'iniezione ogni 2 settimane. Alla fine si riduce a una volta al mese. In alcuni casi, un paziente può continuare l'immunoterapia per 3 o 4 anni.

L'immunoterapia utilizzata per eliminare le verruche utilizza uno dei due approcci. L'interferone viene iniettato nel flusso sanguigno. Questo aumenta la risposta del sistema immunitario. Aumenta la capacità di rigettare le verruche. Un altro metodo consiste nell'iniezione di un antigene. Questo stimola la reazione immunitaria. Di conseguenza, il sistema si impegna attivamente a combattere le verruche.

Il problema dell'immunoterapia è il dosaggio corretto e le possibili reazioni. C'è un alto rischio che il paziente soffra di una reazione allergica. Questo è uno dei motivi per cui è possibile sottoporsi a questo tipo di trattamento solo sotto la supervisione di un medico. Anche la durata del trattamento può essere uno svantaggio per alcuni individui. Questi ultimi potrebbero aver bisogno di una soluzione rapida.

ALTRI

Esistono altri trattamenti somministrati dal medico. Alcuni sono attualmente considerati sperimentali. Tra questi c'è l'uso del fluoracil. Questo farmaco inibisce la sintesi del DNA. Anche il dinitoclorabenze (DNCB) rientra in questa categoria. Viene utilizzato con cautela per un motivo fondamentale. Il DNCB è un mutageno. Può creare più problemi di quanti ne risolva.

Un altro nuovo arrivo sulla scena della rimozione delle verruche è stato testato solo per le verruche periungueali. Si tratta della terapia fotodinamica. Questo metodo prevede il trattamento dell'infezione virale con un fotosensibilizzatore. Il medico irradia poi l'area con la luce Versa. Il metodo si è dimostrato efficace ma è ancora in fase sperimentale.

FARMACI SU PRESCRIZIONE

Ci sono alcuni farmaci che possono essere ottenuti solo dietro prescrizione medica. Richiedono una visita dal medico. A volte vale la pena spendere. Molti hanno tassi di successo molto elevati. Tra i più comuni di questi farmaci, anche se con percentuali variabili, c'è la cimetidina.

La cimetidina ha una percentuale di successo tra il 30 e il 60% nell'eliminare le verruche. Si tratta di un antistaminico originariamente destinato a combattere le ulcere gastrointestinali e il bruciore di stomaco. In questo caso agisce come bloccante dell'acido. Tuttavia, per qualche motivo, la cimetidina è utile anche per combattere le verruche. Questo vale soprattutto per i casi di verruche multiple nei bambini.

Questo farmaco è disponibile sia in forma liquida che in forma di pillola. Bisogna fare attenzione a consumare la giusta quantità in base al peso corporeo. Non ci sono effetti collaterali. Inoltre non provoca dolore. Puoi trattare te stesso o il tuo bambino a casa. Tuttavia, sebbene non vi sia alcun rischio di infezione, il trattamento è prolungato. Potrebbe richiedere 2-6 mesi di applicazione per essere efficace.

Un altro farmaco da prescrizione è l'imiquimod. Si tratta di una crema. Si tratta di un tipo di farmaco immunoterapico. L'imiquimod aiuta l'organismo a combattere il virus della verruca. Lo fa rilasciando alcune proteine chiamate citochine. Si tratta di proteine del sistema immunitario.

L'Imiquimod deve essere somministrato quotidianamente o a 3 giorni alterni alla settimana. Il tempo di risposta previsto o medio a questa crema è compreso tra le 8 e le 12 settimane.

Sebbene ci sia ancora qualche controversia sul suo utilizzo, la crema viene indicata da alcuni come adatta al trattamento delle verruche plantari e comuni.

TRATTAMENTI DA BANCO

Esiste una serie di trattamenti da banco. Sono facilmente reperibili e relativamente facili da applicare. Prima di pensare di usarli, assicurati che siano i prodotti giusti per il tipo di verruca che hai sul corpo. Non vorrai sbagliare l'applicazione. Inoltre, non vuoi utilizzare un prodotto sbagliato o un dosaggio errato. Fortunatamente, molte verruche rispondono agli stessi prodotti, tra cui l'acido salicilico.

ACIDO SALICILICO

L'acido salicilico è un agente peeling. Viene anche chiamato agente keatolitico. L'acido salicilico ha una percentuale di successo stimata tra il 60 e l'80%. Questo lo rende uno dei farmaci da banco più efficaci. Infatti, l'acido salicilico è uno dei farmaci più utilizzati per combattere le verruche. Viene applicato su mani, ginocchia e piedi.

Il farmaco è disponibile sia in forma liquida che in pastiglie. Alcuni medici consigliano i tamponi, altri preferiscono il liquido o il gel. Molti dermatologi preferiscono un cerotto più forte. Il cerotto contiene il 40% di acido, mentre il liquido o il gel ne contengono dal 17 al 20%. In entrambi i casi, è necessario seguire un regime di trattamento specifico. Si tratta di uno schema ripetitivo che devi seguire se vuoi che il trattamento abbia successo.

- Fai una doccia o un bagno

- Asciugati delicatamente con un asciugamano. Non asciugare grossolanamente con l'asciugamano. Se la pelle è umida, assorbirà più facilmente l'acido.

- Prendi il contagocce o il tampone del liquido e applicalo.

- Aiuta a coprire il liquido se non usi un tampone o un cerotto. Alcune persone scelgono di usare il liquido e poi di aiutare con il cerotto.

- Se usi un cerotto, lascialo in posa per 5-6 giorni.

- Se usi il tampone, il liquido o una combinazione, rimuovi l'aiuto prima di fare il bagno. Questo dovrebbe avvenire circa 24 ore dopo l'applicazione.

- Quando esponi la verruca, prima del bagno o dopo aver rimosso il cerotto, prendi una pietra pomice o una tavoletta smeriglio inutilizzata. Limate il materiale morto del livello superiore della verruca.

- Una volta fatto questo, fai una doccia o un bagno e ripeti il trattamento ogni notte per 2 settimane.

Il trattamento con l'acido salicilico è prolungato. Potrebbero essere necessarie diverse settimane prima che le verruche scompaiano. C'è anche un leggero rischio di infezione. Se non altro, potresti soffrire di un arrossamento della pelle adiacente. Se ciò accade, interrompi il trattamento. Per evitare che ciò accada, aiuta a coprire la zona direttamente intorno alla verruca con gelatina di petrolio o pasta all'ossido di zinco.

L'uso dell'acido salicilico è soggetto ad alcune restrizioni. Se sei diabetico, non usare questo farmaco. Se hai problemi circolatori, evita di usarlo. Inoltre, fai attenzione a non applicare mai il trattamento con l'acido se la tua pelle è infiammata, troppo sensibile o ha una cattiva circolazione.

ALTRI AGENTI PEELING

Il salicilico è l'agente peeling più comune, ma non è l'unico. Le alternative includono la tretinoina. Si tratta di una forma sintetica di vitamina A. È un farmaco potente e non è consigliato se altri agenti peeling possono essere altrettanto efficaci.

Anche l'acido glicolico può sostituire l'acido salicilico. Si tratta di un acido naturale della frutta. Agisce con la chimica della pelle per eliminare le cellule vecchie. La formaldeide e la glutaraldeide sono altri due metodi. In entrambi i casi, l'applicazione del materiale può influire sul colore della pelle. Quest'ultima viene utilizzata raramente perché provoca una reazione negativa sulla pelle sensibile.

NITRATO D'ARGENTO

Il nitrato d'argento (sale d'argento) è caustico. In altre parole, è un agente bruciante. Puoi applicarlo per eliminare il problema delle verruche. La sostanza è disponibile sotto forma di matita. Questo permette una facile applicazione. Puoi anche ottenerla sotto forma di crema o di soluzione.

La sostanza non può mai essere applicata sulle verruche del viso. Devi anche evitare di usarla su superfici cutanee infiammate o rotte. Se la verruca è distesa o evidentemente dolorante, non usare il nitrato d'argento. Tieni presente che il nitrato d'argento può macchiare le mani e i vestiti. Può anche scolorire i mobili.

Il processo di applicazione del nitrato d'argento è il seguente:

- Limare con cura la pelle morta della verruca. Utilizza delicatamente una pietra pomice o una tavoletta smeriglio.

- Quando l'area è libera, inumidisci la punta della matita al nitrato d'argento. Usa l'acqua. Non leccarla con la lingua e non inumidirla con la punta delle dita.

- Prendi la matita e applicala delicatamente sulle singole verruche. Tienila in posa per 1 o 2 minuti.

- Rimuovi la matita e aiuta le verruche con una medicazione. Questo servirà a proteggere le verruche da eventuali danni dovuti alla vita quotidiana. Inoltre, impedirà l'insorgere di infezioni.

- Tieni la fasciatura protettiva per 24 ore. Trascorso questo periodo, rimuovila e ripeti il processo da capo.

Il trattamento con il nitrato d'argento può variare in base alle indicazioni della confezione. Alcuni trattamenti prevedono di trattare una volta ogni 24 ore per un totale di 7 trattamenti in altrettanti giorni. Un'altra possibilità è quella di effettuare da 3 a 6 trattamenti giornalieri a distanza di 3 giorni l'uno dall'altro per un mese in totale. Assicurati di leggere attentamente e comprendere le istruzioni del tuo specifico tipo di nitrato.

KIT DI CONGELAMENTO O CRIOCHIRURGIA

Sono relativamente nuovi sul mercato i cosiddetti kit di congelamento. Questi kit cercano di duplicare gli effetti dell'azoto liquido sulla pelle. Al posto dell'azoto liquido, il materiale è il freon. Si tratta di un refrigerante.

Gli effetti del freon sono simili a quelli dell'azoto liquido. Lo spray refrigerante colpisce la verruca e la congela. La verruca si sgretola. Si consiglia una sola applicazione.

Questo trattamento da banco è costoso. Inoltre, non risulta essere molto efficace per eliminare le verruche plantari. Non si può applicare alle verruche del viso. C'è anche il problema della rimozione del pigmento. Questo vale soprattutto se hai la pelle scura. Nel punto in cui utilizzi lo spray, potresti trovare una macchia bianca.

CONCLUSIONE

Come puoi vedere, esiste un'ampia varietà di trattamenti che si basano sull'esperienza dei medici. Esistono anche molti farmaci da prescrizione e da banco. Tutti possono aiutarti a rimuovere quelle brutte verruche. Alcuni si dimostrano più efficaci di altri nel combattere verruche specifiche. Alcuni, come il congelamento, i refrigeranti e le applicazioni di nitrato d'argento, non devono mai essere utilizzati sulle verruche del viso.

Rivolgiti sempre al tuo medico o dermatologo in caso di dubbi sulla natura della verruca. Alcuni metodi, come l'acido salicilico, sono un metodo di applicazione universale per bambini e adulti. Anche i bambini piccoli non si oppongono all'applicazione dell'acido salicilico. Tuttavia, l'acido salicilico potrebbe non essere il metodo migliore per rimuovere le verruche plantari profondamente radicate.

La pittura è la soluzione migliore per le verruche plantari e piane. Il congelamento, effettuato da un dermatologo, è efficace per le verruche filiformi e per le verruche plantari difficili. Il laser è più estremo ma efficace per le verruche plantari e piane. L'elettrodessicazione e il curretage sono forme estreme di trattamento delle verruche. Possono essere molto efficaci se utilizzati per la rimozione di verruche filiformi e piane persistenti. Assicurati sempre di avere le conoscenze sufficienti per scegliere il metodo più efficace per te.

RIMEDI CASALINGHI E TRATTAMENTI ALTERNATIVI

PER LE VERRUCHE

Molte persone non amano andare dal medico. Trovano i metodi di trattamento attuali sterili o controproducenti. Non amano applicare sostanze chimiche al proprio corpo. Vedono i farmaci attuali come invasivi o non necessari. Molti ritengono anche che il costo sia eccessivo. Lo ritengono vero sia in termini fisici che monetari. Piuttosto che sottoporsi a una procedura medica o affidarsi a cure sintetiche e/o invasive, cercano soluzioni più naturali. Molti individui si rivolgono a metodi alternativi per rimuovere le verruche. Preferiscono affidarsi a vecchi rimedi casalinghi, metodi omeopatici o soluzioni naturali.

Nelle pagine seguenti verranno presi in considerazione i cosiddetti approcci alternativi al trattamento delle verruche. Verranno esaminati sia i vecchi rimedi casalinghi che gli adattamenti moderni. In genere si tratta di soluzioni semplici, economiche e non invasive. Gli ingredienti si trovano solitamente nel tuo giardino o al supermercato.

Come nel caso dei farmaci e delle procedure tradizionali, devi sapere che tipo di verruca hai. Devi anche capire cosa comporta la "cura" o il trattamento. Tieni ben presente che ci sono allergie alimentari e cutanee. Informati sui componenti del trattamento. Segui attentamente le indicazioni.

I metodi non tradizionali per curare le verruche possono richiedere più tempo di quelli convenzionali. Alcuni possono essere meno efficaci o inefficaci. Alcuni potrebbero funzionare meglio. Alcuni medici affermano che le cure popolari sono basate su una scienza inesatta e non sono meglio della stregoneria. Altri affermano che le verruche scompaiono solo perché fanno parte del loro schema. Notano che la durata della cura potrebbe coincidere con il ciclo o lo schema di crescita della verruca.

Dal momento che sono stati condotti pochi studi sui vari rimedi casalinghi, popolari o alternativi, è un giudizio da parte dei detrattori e dei sostenitori affermare che hanno ragione. Il futuro ci riserva la possibilità di verificare o negare la validità del trattamento. Le pagine seguenti ti forniranno diversi metodi alternativi per trattare la tua verruca o le tue verruche. Non sosterrà né condannerà i trattamenti. Questo è un capitolo puramente informativo. Inizia con un metodo di trattamento alternativo che ha ricevuto un certo sostegno dalla ricerca scientifica. Si tratta della terapia di occlusione con nastro adesivo.

TERAPIA DI OCCLUSIONE CON NASTRO ADESIVO

La Duct Tape Occlusion Therapy è nota come DTOT. La DTOT è stata oggetto di diversi studi recenti. I risultati variano. In uno studio particolarmente innovativo,

la DTOT è stata confrontata con la crioterapia. Lo studio ha indicato che l'uso del nastro adesivo era efficace quanto il ricorso al congelamento. In effetti, in uno studio del 2002, il nastro adesivo è stato preferito dai bambini e in molti casi è risultato addirittura più efficace. Da allora, alcuni studi hanno confutato e supportato questi risultati. In effetti, sembra che ci saranno ulteriori ricerche sull'argomento prima che si possa prendere una decisione definitiva.

In generale, comunque, la DTOT è un approccio semplice al trattamento e alla rimozione delle verruche. Può essere applicato a tutti i diversi tipi di HPV. Anche il metodo è elementare.

- Si prende un pezzo di nastro adesivo. Si aiuta a coprire o occludere completamente la verruca.

- Tieni la verruca aiutata per 6 giorni.

- Scopri e immergi in acqua.

- Dopo l'immersione, lima le parti morte della verruca con una tavola di smeriglio o una pietra pomice.

- Continua a fissare la verruca di notte per un massimo di 2 mesi.

Il DTOT non provoca dolore o problemi di infezione. Potrebbe verificarsi una leggera irritazione della pelle. Prima di utilizzare il nastro adesivo, assicurati di non soffrire di allergie cutanee. Se hai dei dubbi, sostituisci il nastro adesivo con un altro tipo di nastro opaco. Se la pelle si irrita molto, smetti per qualche notte. Un altro problema o aspetto negativo è la durata del trattamento. Questo, insieme alla tendenza del nastro a scivolare via, può essere la causa di diversi problemi.

Non esiste una ragione specifica per cui il trattamento funziona. Alcuni ritengono che sia la mancanza di luce e aria a inibire la crescita della verruca. Altri ritengono che l'irritazione provocata dal nastro adesivo scateni una reazione immunitaria. Qualunque sia il meccanismo, il nastro adesivo viene attualmente utilizzato sui bambini. In alcuni casi, l'efficacia viene aumentata dall'applicazione di acido salicilico.

TRATTAMENTO NATURALE CON ACIDO SALICILICO

L'acido salicilico viene solitamente prodotto in modo sintetico. Tuttavia, è anche una sostanza di origine naturale. Si trova nella corteccia interna del salice. La corteccia preferita è quella del salice bianco.

Prima di provare questo rimedio naturale, assicurati che il paziente non sia sensibile all'acido salicilico. Una volta accertato ciò, procurati dei pezzi di corteccia di salice bianco. Deve trattarsi della corteccia interna. Puoi acquistare spesso la corteccia di salice bianco nei negozi di alimenti naturali. A volte si presenta in una sostanza simile alla polvere.

Prima di applicare la corteccia, devi pulire l'area intorno alla verruca. Dopo aver fatto questo, inumidisci la corteccia. Quindi, posizionala sulla verruca usando del nastro adesivo per tenerla saldamente in posizione. Non rimuoverla per 24 ore.

Ogni giorno dovrai ripetere questa pratica. Assicurati che l'area intorno alla verruca sia pulita. Se la verruca inizia a sgretolarsi, limate le sezioni morte. Continua a cambiare il bendaggio e la corteccia di salice per una settimana o finché la verruca non scompare.

Se non riesci a trovare un albero di salice o non ne conosci l'aspetto, acquista il tè di corteccia di salice. Puoi preparare una soluzione forte. Applicala sulla verruca. Segui il resto delle istruzioni.

Altri alberi contengono acido salicilico. La betulla è uno di questi. Se lo desideri, puoi applicare la corteccia fresca di betulla in modo identico alla cura del salice. Il metodo è identico. Questo vale anche per la sostituzione della betulla con il tè di salice.

ALTRE SOLUZIONI ARBOREE PER LE VERRUCHE

Sebbene il cedro sia la corteccia più popolare da applicare, esistono altri alberi che vengono utilizzati per curare le verruche. Uno dei più comuni è il cedro giallo. Invece del tè o della corteccia, però, l'ingrediente attivo viene applicato in una tintura. Si tratta di una forma concentrata della sostanza.

L'olio di cedro giallo contiene composti antivirali. Questo lo rende un potenziale combattente dell'HPV. I praticanti di questo metodo suggeriscono di spalmare la verruca con l'olio più volte al giorno. Puoi farlo una volta al mattino e una volta prima di andare a letto. Continua a praticarlo per diverse settimane. È più efficace per le verruche piccole che per quelle più grandi.

Anche se in realtà si tratta di un arbusto, l'amamelide è un altro trattamento "da albero". Questa sostanza è ben documentata come lozione lenitiva. Deve le sue proprietà medicinali ai livelli di astringenti - il tannino. Viene applicata regolarmente ai problemi della pelle.

Sebbene sia utilizzata per ridurre il gonfiore e le irritazioni delle punture d'insetto e delle emorroidi, l'amamelide è efficace anche nel trattamento delle verruche. Basta applicarla con un cotton fioc. Lascia asciugare. Continua a farlo due volte al giorno per un periodo di 2 settimane o più.

DIETA

Si dice che la dieta svolga un ruolo importante nel garantire un sistema immunitario sano. Le verruche sono più frequenti in chi ha un sistema immunitario compromesso, debole o in via di sviluppo. Per questo motivo, seguire la dieta può essere uno strumento efficace sia per la prevenzione che per la cura. Il trattamento può prevedere l'aumento di alcuni alimenti che rafforzano le difese immunitarie.

Esistono diversi alimenti che contribuiscono ad aumentare le difese immunitarie e ad eliminare le verruche. Una teoria suggerisce che la mancanza di potassio nell'organismo favorisce la formazione delle verruche. Se mangi cibi ad alto contenuto di potassio, puoi prevenire e debellare le verruche. Alcune persone utilizzano l'aceto di sidro di mele nella loro dieta per questo motivo.

Altri alimenti consumati per allontanare le verruche sono il cavolo crudo. È un ingrediente comune dell'insalata di cavolo. Una cura tradizionale cinese prevede una dieta a base di fagioli di soia. Si cuociono in acqua i germogli di soia gialla. Mangiali senza alcun tipo di condimento 3 volte al giorno per 3 giorni. Si dice che le verruche scompaiano dopo questo trattamento.

Anche le banane, l'uva, le patate, i pomodori e l'anguria sono alimenti ricchi di vitamina C e potassio. Anche l'aggiunta di aglio è un altro modo per raggiungere l'obiettivo di una vita senza verruche. Tuttavia, se mangiare questi alimenti non ti piace, prova ad aumentare il dosaggio di vitamine multiple. Puoi anche ingerire delle pillole di aglio.

È interessante notare che gli alimenti e le vitamine svolgono un altro ruolo nella rimozione delle verruche. Esistono diverse piante piene, così come i loro succhi o oli, utilizzati in vari modi. Tutte hanno sostenitori e detrattori. Naturalmente, ciò che funziona per un individuo può non avere successo per un altro. Dato che la maggior parte di essi è innocua, è possibile applicare l'uno o l'altro metodo in tutta sicurezza.

CURA CON LE PATATE

Le patate sono utilizzate da molte persone per rimuovere le verruche. Possono essere utilizzate in due metodi distinti ma correlati. Sono interessanti per il loro approccio semplice e poco costoso. Le patate sono facili da reperire. Il loro prezzo è ragionevole.

Il metodo 1 prevede che tu prenda la patata e la tagli in due pezzi. Applica un pezzo sulla verruca. Strofina il pezzo 2 volte al giorno per le successive 1 o 2 settimane. Seppellisci il pezzo in più di ogni patata che usi nel tuo giardino. Se lo desideri, mormora una preghiera o pronuncia un incantesimo. Questo sarebbe in linea con le antiche tradizioni che prevedono l'eliminazione delle verruche. Inoltre, significa che nulla va sprecato. Potresti ottenere un buon compost o un raccolto di patate.

Nel secondo metodo, si utilizza solo la buccia della patata. Sbuccia la patata con molta attenzione, ricavandone fette molto sottili. Poi strofina la parte di polpa della patata sulla pelle. Questo va fatto 2 volte al giorno per le successive 2 settimane.

IL TRATTAMENTO CON L'AGLIO

L'aglio è un'altra cura a base vegetale. Come la cura con le patate, può essere applicato in diversi modi. A differenza delle patate, però, sembra esserci una base scientifica per la sua efficacia. L'aglio possiede infatti proprietà antivirali. L'aglio può aumentare l'efficienza o stimolare il sistema immunitario.

- Prendi un pezzo di aglio e spezzalo in spicchi.

- Schiaccia gli spicchi o tritali e schiacciali per bene. L'aglio deve essere succoso.

- Strofinali sulla verruca.

- Aiuta la verruca con una benda adesiva.

- Ripeti il procedimento più volte al giorno. Assicurati di sostituire l'aglio con spicchi freschi tritati e di utilizzare sempre una benda pulita.

Un'alternativa è quella di utilizzare il succo d'aglio. Tampona questo succo sulla ferita prima di seguire la stessa procedura. Puoi anche combinare l'aglio con parti uguali di Aloe, sale e aceto. Questo composto va mescolato fino a formare una pasta.

Applica una parte della pasta sulla verruca. Aiutati con un piccolo pezzo di cotone. Fissalo saldamente con una benda o utilizza una striscia di cotone autoadesiva. Ripeti il procedimento una volta ogni 6 ore per un periodo di 36 ore. In seguito, lasciala avvolta in una benda senza la pasta per 18 ore consecutive. Rimuovi e lascia asciugare all'aria aperta.

IL TRATTAMENTO CON L'ANANAS

Come l'aglio, puoi utilizzare il frutto o il succo dell'ananas per combattere le tue antiestetiche verruche. Nel primo caso, applica direttamente una fetta di frutto sulla pelle verrucosa. Fissa il tutto con una benda. Nel caso del succo di frutta, applicalo generosamente sulla zona interessata. Applicalo continuamente per tutto il giorno. Se puoi, lascialo in posa tutta la notte. Lavalo al mattino. Continua a usarlo finché la verruca non scompare.

IL TRATTAMENTO CON LA BANANA

L'uso di una banana è un metodo comune per trattare le verruche. Si sceglie un piccolo pezzo di buccia di banana. Si posiziona il lato interno della buccia sulla verruca. Lo si fissa con cura con del nastro adesivo o con una benda opaca. Lascialo in posa per diversi giorni, sostituendolo con una buccia nuova e un nuovo nastro adesivo ogni volta che è necessario. Anche indossare un guanto o un calzino può aiutare a mantenere la buccia di banana in posizione.

Alcune persone strofinano prima la buccia sulla verruca. Di notte ne attaccano un altro pezzo alla pelle. Quando è possibile, camminano con la buccia attaccata alla verruca. Un'alternativa è quella di raschiare la buccia di banana per ottenere il materiale. In questo modo potrai attaccare più facilmente il materiale alla pelle con una benda o applicarlo come cataplasma.

Questo trattamento può essere lungo. Può durare da alcuni giorni a 2 o 3 settimane. Assicurati di sapere quali verruche hai. Non sembra essere efficace o altrettanto efficace contro le verruche di Planters.

ACETO DI SIDRO DI MELE COME CURA PER LE VERRUCHE

La terapia con l'aceto di sidro di mele (ACVT) è sempre stata una cura popolare per le verruche. Ci sono diversi siti internet che la esaltano come un trattamento efficace contro l'HPV che causa queste brutte e dolorose escrescenze. Come molti altri metodi alternativi, anche questo è semplice nella concezione e nell'applicazione. Richiede attenzione ai dettagli e pazienza.

- Immergi un piccolo pezzo di cotone nell'aceto di sidro di mele (ACV). Puoi utilizzare dei batuffoli di cotone, le teste dei cotton fioc o anche dei dischetti per struccarsi.

- Lava la zona interessata e metti della vaselina o della vaselina intorno alle aree adiacenti alla verruca.

- Appoggia il cotone sulla verruca.

- Attaccalo saldamente con un nastro adesivo.

- Lascialo in posa tutta la notte. Fai in modo che faccia parte del tuo rituale prima di andare a dormire.

- In alternativa, lascialo in posa 12 ore al giorno o alla notte.

Alcuni preferiscono immergere la verruca nell'ACV prima di avvolgerla nel cotone imbevuto di ACV. Possono farlo per un massimo di 30 minuti. In entrambi i casi, l'uso dell'ACV comporta un certo disagio. Alcuni trovano la puntura dell'aceto molto dolorosa. Il dolore non si attenua durante il periodo di tempo necessario per rimuovere la verruca. Alcuni continuano il trattamento per un mese.

CELANDINA

La celidonia è un'erba che cresce in luoghi selvaggi. La celidonia maggiore è un'erba utilizzata in diverse cure tradizionali. In passato, la celidonia è stata utilizzata per risolvere problemi al fegato e ai reni. Veniva anche applicata per i pruriti e per varie piaghe alle gambe.

Oggi viene talvolta utilizzata per rimuovere le verruche. Prendi la pianta. Taglia il gambo. Applica la linfa rossastra o gialla sulla verruca. Aiuta a coprire o meno la verruca con una benda. Continua il trattamento finché la verruca non scompare. Prima di applicarla, però, assicurati che la persona non abbia allergie cutanee. La linfa della Celidonia maggiore può irritare la pelle.

ERBA DEL LATTE

Nel corso dei secoli, la comune erba del latte è stata chiamata a svolgere molti ruoli diversi. Se bolliti 3 volte, i baccelli giovani fungono da cibo per sopravvissuti. Durante la Seconda Guerra Mondiale, la linfa della pianta è stata testata come sostituto della gomma. In alcuni paesi, la piuma veniva raccolta e infilata nei cuscini o utilizzata come materiale isolante. Le persone coltivano l'alga per attirare la Monarca e altre farfalle. L'erba del latte è anche un comune rimedio popolare per rimuovere le verruche.

È la linfa di questa pianta a fornire l'ingrediente principale per questa cura. La linfa appiccicosa di colore bianco-latte contiene una sostanza simile al lattice. Estrai la linfa e applicala direttamente sulla verruca. È utile occludere la verruca. In questo modo si evita che la linfa macchi i vestiti del letto.

Lascia agire la linfa di milkweed per tutta la notte. Puoi anche applicarla più volte al giorno. La linfa di milkweed dovrebbe sbiancare la verruca. Può essere efficace perché la pianta contiene enzimi proteolitici. Questi sono efficaci contro le verruche.

DANDELION

La pianta del dente di leone è un'altra umile erbaccia dai molteplici usi. Puoi mangiare le foglie in insalata. Puoi usarle in un fritto. La radice di dente di leone è un purgante e il vino di dente di leone può essere divino. La linfa bianca lattiginosa e appiccicosa viene anche utilizzata per rimuovere le verruche.

Come l'erba del latte, il dente di leone ha una linfa di tipo lattice. Puoi applicarla in due modi. Un'opzione è quella di tagliare la radice e strofinarla sulla verruca. Un altro modo è quello di prendere gli steli e le foglie. Tagliali e lascia che la linfa trasudi sulla verruca. In entrambi i casi, è importante aiutare la verruca a ricoprirsi completamente con la linfa.

Spalma la linfa sulla verruca da 1 a 3 volte al giorno. Ripeti questo trattamento per un periodo di 5-7 giorni. La verruca si staccherà lentamente. A quel punto potrai rimuoverla in tutta sicurezza.

Esistono altre piante con linfa di lattice che puoi utilizzare al posto del tarassaco o dell'alga. Un sostituto è l'euforbia. La linfa agisce come un irritante. Questo processo può effettivamente incoraggiare il sistema immunitario a coinvolgere e respingere le verruche. Fai attenzione che la persona da trattare non abbia un'allergia alla linfa della pianta.

CONCLUSIONE

Le cure naturali per le verruche sono un'alternativa meno costosa rispetto ai trattamenti prescritti o somministrati dal medico. Sono facilmente reperibili e anche meno costose dei trattamenti da banco. Come tutti i rimedi, richiedono tempo e pazienza. Il tasso di successo delle medicine alternative dipende dalle stesse variabili che si applicano alla medicina convenzionale. Devi trovare ciò che funziona per te.

PENSIERI FINALI

Le verruche sono un problema comune. Queste brutte escrescenze colpiscono i bambini e gli adolescenti con una frequenza maggiore rispetto agli adulti. Ciò è dovuto in parte al loro stile di vita. È anche il risultato di un sistema immunitario immaturo. Le verruche tendono a colpire chi ha un sistema compromesso.

Esistono diversi tipi di verruche. Tutti sono il risultato del Papillona Virus Umano (HPV). Provoca verruche plantari, piane, comuni e filiformi. Possono comparire singolarmente o in gruppo. Pur non essendo dannose, sono indesiderate.

Esistono più modi per eliminare le verruche che verruche stesse. Puoi scegliere tra una serie di trattamenti prescritti, somministrati dal medico e alternativi. Leggi la letteratura, studia il problema e parlane con il tuo medico. Alla fine, scegli il metodo che funziona meglio per te.